LA

PÉRIARTHRITE DE L'ÉPAULE

ET

SON TRAITEMENT

PAR LA

GYMNASTIQUE SUÉDOISE

ET LE

MASSAGE MÉDICAL

PAR

M. TYGE MÖLLER

Licencié de l'Université de Copenhague
Masseur Médical Suédois de Stockholm
Attaché aux Etablissements des Thermes et des Baignots à DAX
Membre de la « Réunion Scandinave des Professeurs
de Gymnastique Suédoise à Stockholm »

Institut Suédois de Massage et de Gymnastique Médicale
à DAX et à PARIS (l'hiver).

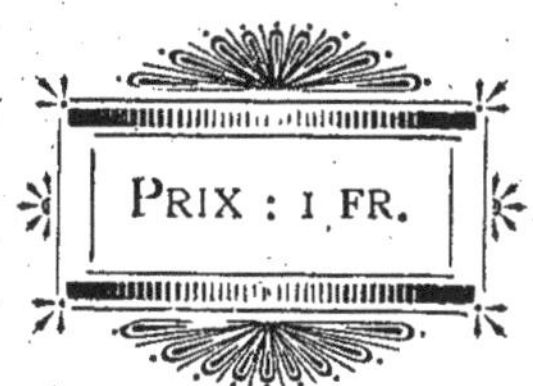

DAX

IMPRIMERIE-RELIURE H. LABÈQUE,

11, Rue des Carmes

1899

LA
PÉRIARTHRITE DE L'ÉPAULE
ET
SON TRAITEMENT
PAR LA
GYMNASTIQUE SUÉDOISE
ET LE
MASSAGE MÉDICAL

Nous avons eu l'occasion ces trois dernières années de soigner à Dax une vingtaine de cas de périarthrite de l'épaule et de constater l'heureux résultat de la gymnastique médicale et du massage, seuls ou combinés avec le traitement thermal.

Je serai heureux de fixer un peu l'attention sur cette maladie qui est souvent négligée, considérée comme négligeable ou réfractaire à tout traitement, excessivement commune (1) à en croire les chirurgiens de Paris et ailleurs, néanmoins peu connue et peu comprise du grand public et dont la gymnastique médicale et le massage semblent être un des meilleurs traitements. Dans les cas, où cette affection est d'origine rhumatismale, on obtient des résultats très satisfaisants

---

(1) Un médecin américain M. Douglas Graham (dans le « Reference Handbook of the medical sciences. New-York 1887 sous l'article : Massage) dit de cette affection : « des chirurgiens très en vogue m'ont exprimé cette opinion que la périarthrite de l'épaule semble devenir de plus en plus commune ces dernières années : ce qui indiquerait une plus fréquente disposition constitutionnelle sans préjudices des autres causes : traumatisme, rhumatisme, refroidissements et immobilisation de longue durée. » Il ajoute à l'anatomie pathologique de Duplay l'épaississement de la capsule et la myosite surtout du deltoïde que l'on trouve dans certains cas.

par la combinaison du traitement thermal : applications de boue, douches, et
du massage suivi de mouvements pas-ifs,
progressifs ou forcés. Je n'ai pas vu de
bons résultats par l'électricité qui
semble pourtant indiquée , au contraire
je me souviens de deux cas, dans lesquels
ce traitement n'a pu être supporté.

Je disais, que souvent cette affection
était considérée comme réfractaire
à tout traitement, difficile à combattre
et à cause de cela un peu négligée.
J'ai très présent à la mémoire un cas
de périarthrite à la suite d'une luxation
de l'épaule, soigné par un grand chirurgien de Paris. Après avoir parfaitement
bien remis l'épaule, mais n'obtenant pas
de résultats au point de vue de la mobilité du membre par les bains de Barèges,
le massage, (fait par une soi-disant masseuse parisienne) et l'électricité, il décla-
rait au malade que son bras resterait
ainsi sans jamais lui permettre de se
coiffer ou de faire les mouvements nécessaires dans la vie journalière. Pourtant
trois semaines de massage et de traitement thermal à Dax, un massage énergique et des mouvements progressifs
et forcés communiqués à l'articulation
ont suffi pour permettre au malade de se
faire la raie à la nuque, de s'habiller et
de faire tous les mouvements nécessaires.

Le premier qui a porté l'attention
sur cette maladie, était un chirurgien
français, M. Duplay, qui disait dans une
publication de 1872 : *De la périarthrite
scapulo-humérale et des raideurs de
l'épaule qui en sont la conséquence :*
« L'affection est extrêmement commune,
et il ne se passe guère de mois sans
qu'on ait l'occasion d'en observer quelques cas à la consultation d'un des grands
hôpitaux de Paris. Malgré cette fréquence, la périarthrite de l'épaule me paraît
assez mal connue, ou du moins je ne

sache pas qu'elle ait été complètement décrite jusqu'à ce jour, et qu'on ait rigoureusement déterminé sa nature et le mode de traitement qui lui convient. » Et le grand chirurgien résume ses observations et ses expériences dans les conclusions suivantes :

1· Les traumatismes directs ou indirects de l'épaule sont très fréquemment suivis d'une inflammation des tissus qui entourent l'articulation scapulo-humérale; cette périarthrite, en se localisant plus particulièrement dans la bourse séreuse sous-acromiale et dans le tissu cellulaire sous-deltoïdien, détermine l'épaississement, l'induration du tissu cellulaire et des parois de la bourse sous-acromiale, la formation d'adhérences, de brides fibreuses qui gênent ou empêchent complètement le glissement de l'extrémité supérieure de l'humérus au-dessous de la voûte acromiale et de la face profonde du deltoïde ;

2· Cette périarthrite se distinguera d'une affection intra-articulaire par l'absence de déformation, de gonflement; celui-ci, lorsqu'il existe à la période aiguë, n'occupe que les moignons de l'épaule.

La périarthrite se caractérise par les symptômes suivants :

a. Gêne des mouvements de l'épaule, quelquefois assez marquée pour que le bras ne puisse atteindre l'horizontale. Dans tous les mouvements, on peut s'assurer que les rapports de l'humérus avec l'omoplate ne changent pas et que ce dernier os bascule autour de ses articulations claviculaires. Dans quelques cas, ces mouvements s'accompagnent de crépitation.

b. Douleurs provoquées par les mouvements et siégeant, non pas au niveau même de l'articulation, mais au-dessous de l'acromion, au niveau des attaches de l'apophyse coracoïde. Parfois, sensation de fourmillement, d'engourdissement le long du bras, de l'avant-bras et de la main.

c. Quelquefois demi-flexion de l'avant-bras, dont l'extension s'accompagne de douleur au pli du coude et au voisinage de l'apophyse coracoïde.

3· La périarthrite de l'épaule doit être évitée avec soin à son début, si l'on veut éviter les raideurs qui en sont la conséquence. La *gymnastique* du membre, l'électricité, les douches, le *massage*, constituent le meilleur traitement.

4· Lorsque l'on a affaire à la périarthrite chronique, le seul moyen de procurer une guérison *rapide* et complète, c'est de rompre de vive force en une seule séance les adhérences et les brides fibreuses. Pour cette opération qui peut à la rigueur être répétée si le résultat obtenu n'est pas satisfaisant, le chloroforme est indispensable.

5· Enfin après la rupture des adhérences, il faut soumettre pendant quelque temps le malade aux mêmes moyens qui ont été précédemment indiqués : *gymnastique*, électricité, douches, *massage*, jusqu'à ce que l'épaule ait recouvré l'intégrité de ses mouvements. (1)

Plus tard, un médecin suédois, M. Wretlind et après lui, le Dr Norström,

---

(1) Wide comme Douglas Graham indique avec raison l'importance d'augmenter la mobilité de l'omoplate même dans certains cas où l'on ne peut guère obtenir assez de mobilité de l'huméru-. En fait l'omoplate par son frottement sur le thorax et par les rapports articulaires de la clavicule et de l'omoplate d'un côté et de la clavicule avec le sternum de l'autre côté — forme ce qu'a nommé très bien un médecin suédois le Docteur Frans Lindblom dans un intéressant article de « Gymnastisk Tidsskrift 1896 : » une articulation « gymnastique »

ont insisté sur l'importance du massage et de la mobilisation dans cette affection. M. Wretlind qui était d'accord pour les idées de Duplay, indiquait comme lui une origine traumatique (luxation, entorse, chute, contusions), mais disait en même temps que parfois la périarthrite survenait après des douleurs rhumatoïdes ou sans cause connue. Ce dernier médecin, employait comme traitement « des tapotements ou des frictions autour de l'articulation, des mouvements actifs et passifs énergiques ». M. Norström, insiste lui sur le rhumatisme comme point de départ de cette maladie. Il dit : « Il paraît que l'inflammation décrite par Duplay, n'est pas toujours secondaire et d'origine traumatique ; elle peut se développer spontanément sous l'influence d'une cause générale, de rhumatisme probablement. Norström donne deux observations personnelles.

Dans l'une, la périarthrite se développait spontanément : la malade fut réveillée la nuit par une violente douleur accompagnée de fièvre et de difficulté des mouvements. Cette malade qui avait déjà été massée, guérissait par le massage au bout de dix jours. Dans l'autre cas, la maladie était essentiellement chronique ; les moyens ordinaires n'auraient rien pu contre elle. Il s'agissait d'une dame, âgée de 54 ans, atteinte depuis douze ans d'une affection qu'elle croyait rhumatismale. L'élévation du bras était très pénible ; la malade ne pouvait pas se peigner, après deux mois et demi de massage, suivi de mouvements actifs et passifs elle pouvait se servir assez bien de son bras pour faire son ménage. L'amélioration s'est maintenue.

Enfin dans un ouvrage récent, M. le Dr Larauza considère la périarthrite de l'épaule comme une des localisations les plus fréquentes du rhumatisme chronique fibreux péri-articulaire. Il est donc franchement d'avis de considérer le rhumatisme comme origine ou au moins comme prédisposition de cette affection, dont il décrit les symptômes et indique le traitement : la boue, les étuves partielles, les douches de vapeurs térébenthinées, les douches minérales en pomme d'arrosoir, le massage et la gymnastique médicale. Citons entre les remarques très justes qu'il fait à l'égard des symptômes : « Les douleurs sont assez rares, en tous les cas, généralement peu accusées lorsque le malade est au repos, mais elles deviennent très intenses lorsqu'on fait exécuter des mouvements forcés à l'articulation. Le siège de ces douleurs est en général au niveau de l'acromion, des insertions humérales du deltoïde, le long de la gaîne du biceps et au niveau de l'apophyse coracoïde. »

« C'est là un fait que nous avons toujours constaté : dans une certaine limite, l'articulation semble posséder sa mobilité normale, mais au delà de cette limite qui est toujours la même, il existe un obstacle matériel provoquant une douleur très intense dès qu'on cherche à la vaincre. Lorsque le rhumatisme est localisé dans cette bourse, il se produit des brides fibreuses extrémement denses qui unissent la tête humerale à la voûte acromio-coracoïdienne et à la face profonde du deltoïde. Ces brides fibreuses peuvent même englober des branches nerveuses ou même des troncs du plexus brachiale, d'où l'explication des névrites et des troubles trophiques que l'on constate souvent. »

« Dans la périarthrite, la contracture des muscles de l'épaule, du grand pectoral, d'une part, du grand dorsal, du grand rond et du biceps est aussi très accusée, et c'est à cette contracture que doit encore être attribuée la perte plus ou moins marquée des mouvements articulaires. Cette contraction musculaire est suivie plus tard de rétraction et d'atrophie. »

Constatons, avant de parler des cas qui suivent et qui nous sont personnels, que Duplay s'est surtout occupé des périarthrites d'origine traumatique, ce qui s'explique assez bien par sa situation de chirurgien des hôpitaux, tandis que M. Larauza, lui, médecin d'une station thermale, où l'on soigne spécialement le rhumatisme, s'est trouvé en présence de périarthrites d'origine rhumatismale. Il y en a certainement des deux sortes : j'ai même soigné un cas très curieux dont je parlerai plus loin, où une périarthrite était survenue spontanément ou peut-être après un léger effort chez un neurasthénique. Pour moi l'origine de son mal était dans une immobilisation, conseillée par plusieurs médecins à qui le malade parlait de ses douleurs, et surtout dans son état de nervosité extrême.

Il serait en somme très intéressant d'étudier l'influence de l'immobilisation dans cette affection, car dans la plupart des cas et dans le rhumatisme et dans le traumatisme, après des luxations, des entorses, des chutes etc., le malade se condamne lui-même à l'immobilité à un moment où il n'y a pas encore d'ankylose. Plus tard se développent les brides fibreuses, les raideurs et tous les phénomènes dont parle M. Duplay et l'ankylose existe. Mais si après le traumatisme quel qu'il soit, on a tout de suite recours au massage, les périarthrites ne se déclarent pas. Pour celui qui a vu abandonner dans le traitement des fractures l'immobilisation et avec combien de raison, pour celui qui se rappelle les pages magistrales contre cette même immobilisation, dans le livre du maître J. Lucas-Championnière sur « le traitement des fractures récentes par le massage et la mobilisation », il est difficile de ne pas penser que souvent le mauvais traitement d'un traumatisme et non le traumatisme lui-même est l'origine de ces périarthrites. Pour ma part, je suis absolument convaincu que ces affections, maintenant si ordinaires, vont devenir de plus en plus rares, une fois le traitement de massage et de mobilisation reconnu d'utilité primordiale dans les traumatismes et accepté partout dans le public et dans le corps médical. Quant aux périarthrites d'origine rhumatismale mon expérience d'une douzaine de cas au moins me démontre, que le massage et la gymnastique suédoise sont appelés à avoir aussi dans ces cas une influence des plus heureuses et des plus sûres, dès que l'on veut bien s'en servir à temps et non comme maintenant attendre pour avoir recours à nos méthodes que tous les autres moyens aient échoué.

Nous avons soigné en 1896-1898 à Dax 23 cas, dont 10 d'origine traumatique (chute, luxations, effort, etc.,) et 12 d'origine rhumatismale : un cas était survenu spontanément chez un neurasthénique. Parmi les 10 cas d'origine traumatique, 3 étaient précédés d'une diathèse rhumatismale. De ces malades 3 avaient environ 70 ans, 3 un peu plus de 60 ans, le reste entre 35 et 50 ans. Il y avait 6 femmes et 17 hommes.

12 ont trouvé la guérison complète, 5 ont été très fortement améliorés, malgré la courte durée de leur saison.

6 ne sont pas restés assez longtemps pour nous permettre de juger de l'efficacité du traitement ; ils n'ont même pas pris 10 séances.

Je considère donc le pronostic en général comme très bon — m'appuyant sur mes observations personnelles sur des cas de différente origine et sur l'efficacité de notre traitement — malgré l'avis contraire de plusieurs auteurs de mémoires sur la question.

La durée du traitement varie de 10 à 50 séances, suivant la nature et l'origine de chaque cas spécial. Encore faut-il continuer jusqu'à ce que la mobilité passive soit à peu près revenue.

Quant aux mouvements à employer on pourrait faire une distinction qui n'est pas physiologique mais gymnastique et qui serait pratique.

I. Mouvements Passifs

a. *Rhytmiques* : surtout des douces rotations dans l'articulation de l'épaule exécutés sans force du tout pour aider la circulation du sang et combattre les raideurs et la contracture.

b. *Progressifs* : exécutés avec des vibrations dans toutes les directions allant jusqu'à la douleur et en augmentant tous les jours l'amplitude du mouvement.

c. *Forcés* : exécutés pour rompre brusquement les adhérences avec beaucoup de force et malgré la douleur.

II. Mouvements Actifs

Du malade, avec ou sans résistance d'une autre personne.

Les cas les plus intéressants sont ceux qui suivent :

Observation I : *périarthrite chez une rhumatisante d'origine spontanée.*

Observation II. : *périarthrite chez un neurasthénique.*

Observation III : *périarthrite d'origine traumatique chez un rhumatisant.*

Observation IV : *périarthrite après une luxation chez un rhumatisant.*

OBSERVATION I

Périarthrite de l'épaule gauche chez une rhumatisante. (1897). Bains de boue. Massage. Mouvements passifs et progressifs. 21 séances. — Guérison.

La malade, dont la famille est très rhumatisante, puisqu'elle a quatre enfants qui le sont déjà, commençait, il y a 10 ans, à avoir des douleurs d'abord dans les genoux, plus tard dans toutes les articulations successsivement. Au printemps 1897, elle éprouvait une gêne à l'épaule gauche. Elle m'écrit : « Souvent la nuit je souffrais un peu puis les mouvements du bras étant devenus très douloureux je me privais de le remuer et en septembre je ne pouvais plus le remuer et en octobre je partis pour Dax, mais jamais je n'ai eu de douleurs vives rien qu'en voulant faire mouvoir l'articulation. Je puis dire que l'ankylose est venue graduellement pour ainsi dire, sans que je m'en aperçoive. »

Elle commence à Dax son traitement le 14 octobre : bains de boue, douches, massage, mouvements.

Pendant l'exploration on constate : pas de déformation ; le deltoïde légèrement atrophié, sensible à la pression. ce qui est le cas aussi du trapèze, du grand rond et du petit rond L'articulation même est très sensible à la surface antérieure au niveau de l'attache du long tendon de biceps. La mobilité est limitée : élévation du bras jusqu'à l'horizontale pas plus haut, impossibilité de toucher le dos ou la nuque ou l'autre épaule.

Les mouvements actifs très limités.

La main saine aide toujours l'autre. A son départ la douleur avait à peu près disparue ; la malade pouvait lever le bras droit et avec un peu d'effort le replier sur le dos. Elle continue chez elle les mouvements. 3 mois après sa saison à Dax son bras revenait à son état naturel et « depuis jamais je n'ai rien ressenti à cette épaule » (lettre de janvier 1899.)

OBSERVATION II

Périarthrite chez un neurasthénique. Massage, mouvements forcés. 50 séances. — Guérison. (1896).

Le malade s'adresse à moi le 16 avril 1896. Il est névropathe ; grand artiste, il a mené une vie très fatiguante, en promenant à travers le monde son extraordinaire talent. Sa famille est très nerveuse aussi Il s'observe beaucoup et se rend minutieusement compte des moindres changements de son état ; en somme, comme tous les neurasthéniques, il s'occupe trop de sa santé. Il a eu quelques

années après sa périarthrite des accès de toux
d'origine absolument nerveuse qui duraient un
certain temps puis cessaient tout d'un coup
sans aucun symptôme objectif.

Il a eu, en 1898, un épuisement nerveux de
plusieurs mois de durée, pendant lequel il était
dans un état de coma et il peut être considéré
comme un paradigme des neurasthéniques. Je
fais remarquer cela, parce que ces événements
postérieurs à la périarthrite qui nous occupe,
m'ont fait changer un peu d'avis quant à l'origine de son affection. Je la croyais d'abord
d'origine traumatique ; le malade se rappel'ait
vaguement avoir fait un effort avant de sen-
tir les douleurs au bras. Mais plus tard, vu ses
véritables manifestations nerveuses, je l'ai
considérée plus tôt d'origine spontanée nerveuse et je crois, que surtout l'état nerveux
du malade, et l'immobilisation du bras conseillée par plusieurs médecins, ont contribué à
produire l'ankylose que j'ai trouvée, quand
il s'est présenté à moi. J'ai eu l'occasion de
voir dans les affections articulaires. plusieurs
fois l'influence désastreuse de la suggestion
souvent bienveillante par d'autres personnes
et de l'auto-suggestion, dont est surtout sujet
le médecin malade lui-même.

Je trouve chez ce malade une fausse ankylose de l'épaule droite qui ne l'empêche pas
seulement de se servir du bras, mais qui lui
enlève tout sommeil la nuit. La douleur est
assez limitée à une petite surface entre l'acromion et l'apophyse coracoïde, pourtant il
existe le long du tendon du biceps une douleur
assez vive et des infiltrations comme un cha-
pelet. Un peu de douleur aussi au niveau du
deltoïde.

A cause des douleurs insupportables qui font
dire au malade : enlevez-moi seulement mes
douleurs, faites-moi dormir. si c'est possible
et je serai content, je suis forcé de faire les
premiers jours pour le calmer et lui donner de
la confiance un massage très doux, malgré que
ce soit ici les mouvements forcés et le massage
énergique qui soient indiqués.

On réussit par deux séances de massage par
jour, dont une le soir, à faire dormir assez bien
le malade et à diminuer sensiblement la douleur.

La mobilité est très limitée comme l'a décrit
Duplay. Il existe des contractures autour
de l'articulation, le malade dit lui-même, qu'il
sent comme une barre de fer, qui arrête le
mouvement, expression dont se servent souvent les malades de cette catégorie.

Le traitement, du 16 avril jusqu'à 19 mai,
souvent interrompu par l'absence involontaire

du patient, consiste en un bon massage de l'épaule et du bras, suivi de mouvements passifs et actifs, surtout beaucoup de rotations dans l'articulation de l'épaule. Le résultat en est la disparition de la douleur et l'amélioration de la mobilité.

Le 19 mai, le malade se décide enfin au traitement énergique avec des mouvements forcés et un massage vigoureux. Jour par jour, la mobilité augmente, de temps en temps le malade éprouve des douleurs au deltoïde et au biceps la nuit, mais les muscles commencent à travailler mieux. Il existe des phénomènes de névralgie dans les bras, qui sont soignés par des frictions sur les nerfs. Des mouvements sont donnés dans toutes les directions de l'articulation, l'omoplate étant fixée par un aide, et malgré les cris du malade on force tous les jours un peu plus. Surtout beaucoup de rotations accompagnées de légères vibrations diminuent sensiblement la raideur sans occasionner trop de douleur.

Le 8 juin le malade est guéri. Quelquefois encore, des douleurs aux bras, mais plus d'ankylose. Massage de temps en temps. En septembre 1896, j'ai l'occasion de voir le malade. La mobilité est presque plus grande dans l'épaule qui avait été malade que dans l'autre. Les douleurs ont disparues.

En 1897 et 1898, je revois le malade qui continue à jouir de la complète liberté de son épaule. Lui, qui n'avait pas touché un piano pendant des mois, peut, à partir de l'automne 1896, jouer tout ce qu'il voudra.

Je remarque encore que ce malade, qui n'était nullement rhumatisant, ne supportait pas la boue. Il en avait essayé quelques applications au commencement de sa maladie sans succès.

OBSERVATION III

Périarthrite d'origine traumatique chez un rhumatisant. Boue. Mouvements passsifs et actifs. Massage. 16 séances. — Guérison. (1897).

Fils de rhumatisants, ce malade a eu dès l'âge du développement, des manifestations rhumatismales En 1878, 1883 et 1894, de l'hydarthrose du genou gauche, qui le forçait chaque fois à garder le lit pendant un mois. A la fin de décembre 1896, il fit une chute qui lui donna des contusions assez violentes du coude, suivies d'une périostite. A cause de l'imprudence du malade et des difficultés de prendre des soins réguliers, surtout du repos, que lui occasionnait son métier, cette affection durait presque toute l'année 1897. Une fois en bonne voie de guérison, notre malade fit malheureusement de nouveau une chute. Dans une lettre de janvier 1899. il me décrit lui-même le développement de l'affection qui nous occupe.

« Le coude faisait des progrès vers la guérison, lorsqu'aux premiers jours de septembre je tombai avec une échelle sur laquelle j'étais monté, d'une hauteur de 3 m. 50 et en touchant terre, l'épau e droite heurta violemment l'angle d'une tablette. L'articulation de l'humérus avec l'omoplate fut particulièrement atteinte vers l'extrémité de la clavicule, une arthrite sèche (1) en fut la conséquence et quelques jours après, j'avais les mouvements de l'épaule de plus en plus difficiles et enfin réduits à très peu de chose, lorsque sur l'ordre de mon médecin, je me décidai à aller à Dax, vers le 10 octobre.

A cette époque, je ne pouvais pas me servir du coude qui était presqu'immobilisé par l'appareil moulé et qui d'ailleurs ne pouvait plus assez se plier pour me permettre de manger en me servant de la main droite. L'épaule ankylosée ne fonctionnait plus du tout, j'étais donc absolument privé de l'usage du bras.

Au bout de cinq jours de traitement thermal, vous avez commencé à me masser l'épaule et le bras, puis progressivement au bout de quelques séances, à me faire faire des mouvements de l'épaule de façon à rompre les adhérences d'ankylose qui étaient formés. Au bout de quelques jours de massage et de mouvements passifs je mangeais de la main droite, puis j'abandonnais successivement l'appareil en cuir et l'écharpe (au coude, à cause de la périostite) que je n'avais pas quittée depuis le mois de mars, et enfin à mon départ de Dax, je levais le bras en l'air et mettais ma main droite sur ma joue. C'était un résultat merveilleux dont j'étais absolument surpris et tous les miens aussi.

Une seconde saison, en mai 1898, de 15 jours seulement et sans massage a terminé et parachevé la guérison. Aujourd'hui la force, les mouvements, la grosseur de mes deux bras sont absolument pareils et je ne me ressens plus du tout des accidents qui ont failli et de bien près m'estropier pour le restant de ma vie. »

---

(1) Cette expression de mon correspondant n'est pas exacte. C'était une vraie périarthrite qu'il avait contractée.

OBSERVATION IV

Périarthrite chez un rhumatismant d'origine traumatique (luxation). Boue. Massage. Mouvements progressifs et forcés. 26 séances. — Guérison. (1896).

M. D..., de Paris fait une chute en sautant d'un omnibus, les mains pleines de paquets, et se fait une luxation de l'épaule droite. L'épaule est bien remise sous narkose par un chirurgien des hôpitaux. Traitement à Paris : immobilisation, repos, électricité, bains de Barèges, massage d'une soi-disante masseuse qui ne s'y entendait pas du tout ; tout sans aucun résultat. Après 2 mois de traitement à Paris, le pauvre malade, voyant son bras de plus en plus ankylosé prit la décision ferme d'en finir, et partît pour Dax.

Quand le malade vient me trouver, je constate les symptômes ordinaires de périarthrite, pas de déformation. mais très peu de mobilité. M. D... peut toucher sa cravate, mais il lui est impossible de la nouer. Il ne peut pas lever son verre, ni se verser de vin. il ne peut même pas porter sa canne. Le bras n'a pas de force du tout et ne peut pas exécuter tous les petits mouvements de la vie journalière. Il y a un peu d'abduction, mais la flexion, la torsion et l'élévation sont très limitées. La mobilité passive est un peu plus grande que la mobilité active. Le malade est rhumatisant et ressent dans tout le bras des douleurs rhumatoïdes.

Traitement : applications et bains de boue, massage énergique, mouvements passifs et actifs, douches à vapeur. Chaque jour, à partir de la seconde semaine, ammène de l'amélioration. la mobilité augmente sensiblement et le malade vient me raconter qu'il commence à s'habiller etc., sans aide de personne. Il peut mettre son faux-col, nouer sa cravate, mettre ses souliers, et apres 26 séances de massage il part avec un très bon résultat. La mobilité a tellement augmenté, que le malade peut faire tout ce qu'il veut, même se coiffer dans la nuque. La mobilité passive est très grande, la force musculaire satisfaisante, mais l'élévation du bras n'est pas encore tout à fait complète et certains mouvements combinés dans l'articulation du coude et de l'épaule lui sont difficiles. Il aurait eu besoin d'une semaine de massage encore, mais forcé de partir par la maladie de sa femme, il nous quitte.

Voilà donc quatre cas de différente origine, traumatique, rhumatismale, nerveuse, dont le traitement par la gymnastique médicale et le massage a réussi on ne peut mieux et qui indiquent, il me semble, à tous les points de vue assez clairement l'avantage de notre méthode. J'insiste quant à la technique sur l'importance de faire des mouvements passifs et progressifs en même temps que le massage ou peu après. M. le docteur Wide, de Stockholm, a fait les mêmes observations dans son remarquable manuel de la gymnastique médicale.(Voir l'édition Suédoise 353).

Le massage seul ne suffirait pas dans la plupart des cas, peut-être même jamais.

Au point de vue de l'étiologie il faut encore se rappeler que les luxations de l'épaule qui constituent bien souvent le point de départ des périarthrites qui nous occupent, ne représentent pas moins de 50 % de toutes les luxations (d'après Gurlt), ce qui explique mieux que la théorie d'une « augmentation de la disposition constitutionnelle » du Dr Graham, la haute fréquence de l'affection en question. Car, avec l'ancienne méthode d'immobilisation, la périarthrite suivait presque régulièrement l'accident. La nouvelle méthode de mobilisation et de massage qui a fait une révolution dans le traitement des fractures, a conduit aussi plusieurs médecins à essayer le massage dans les luxations. Déjà Lucas-Championnière fait suivre la luxation de l'épaule de mobilisation le quatrième jour après la réduction. M. le Dr Massy, à Bordeaux et M. le Dr Mora, à Dax, ont suivi les indications du maître et avec un résultat satisfaisant. (Voir *Dax-Station*, avril 1897).

C'est donc bien la condamnation de l'immobilisation qui s'inaugure, et le célèbre chirurgien parisien a encore raison, quand il nous dit — parlant des organes du mouvement : « pour eux, le mouvement c'est la vie et l'immobilisation c'est le commencement de la mort », (loc. cit. p. 14).

. Dans le rhumatisme, l'immobilisation par appareil doit être considérée comme aussi fâcheuse que dans les traumatismes. J'en ai vu des exemples d'une gravité extraordinaire et toujours les malades de vous répondre : « avant l'immobilisation je pouvais encore remuer le membre, après plus moyen de rien faire ». Si l'on a vu l'influence désastreuse de l'immobilisation sur les tissus sains et encore plus fâcheuse sur les tissus contusionnés ou tuméfiés, on peut conclure, il me semble, que la diathèse rhumatismale ne peut guère la rendre plus avantageuse.

Les Périarthrites ne sont pas limitées à l'épaule. J'en ai soigné une, qui avait pour siège le genou et qui s'améliorait très vite sous l'influence du massage et de la gymnastique suédoise. J'en ai eu une, sous les yeux, dernièrement, qui datait de très longtemps et qui avait suivi une luxation de la hanche. Le massage pratiqué par un spécialiste célèbre, Mezger, avait amélioré la fonction du membre. Pourtant il n'avait pas du tout employé de mouvements, ce qui a peut-être entravé la guérison. Maintenant — presque 10 ans après l'accident — un massage énergique, des mouvements passifs et actifs donnent à l'articulation pas mal de souplesse et de liberté et aux muscles plus de force pour un temps plus ou moins long, dépendant de la durée du traitement.

DU MÊME AUTEUR :

—————

—: Note sur le Massage Médical et la Gymnastique Suédoise à
Dax (Guide des docteurs Larauza et Delmas). 1898.

———

En préparation :

— Essai sur la Gymnastique orthopédique Suédoise (Méthode
de l'Institut de Gymnastique orthopédique de l'Etat à
Stockholm) contre les déviations de la colonne vertébrale.

— La « Méthode Suédoise » (Massage et Gymnastique médicale)
et sa place dans la Médecine Moderne. (En collaboration
avec M. G. Akermark, Directeur de l'Institut Suédois
de Massage et de Gymnastique Médicale à Biarritz)